DE LA LITHINE

dans les Eaux minérales

DE ROYAT

ET DANS LES

Principales Sources thermales d'Auvergne

PAR

P. TRUCHOT,

Docteur ès-sciences, Directeur de la Station agronomique du Centre,
Professeur suppléant de chimie à la Faculté des sciences de Clermont,
Membre titulaire de l'Académie des sciences, belles-lettres et arts de Clermont-F.,
Membre correspondant de la Société du Musée de Riom, etc.

ET

LE DOCTEUR G.-E. FREDET,

Ancien interne des hôpitaux et hospices civils de Paris,
Professeur suppléant à l'Ecole de médecine de Clermont-Ferrand,
Médecin de l'Hôpital-général,
Lauréat du ministère de l'instruction publique (épid. chol. 1865),
Membre correspondant de la Société anatomique de Paris, de la Société des sciences médicales de Strasbourg,
Secrétaire général de la Société médicale du Puy-de-Dôme,
Médecin consultant à Royat.

PARIS

A. DELAHAYE, LIBRAIRE ÉDITEUR,
Place de l'Ecole de médecine.

1875

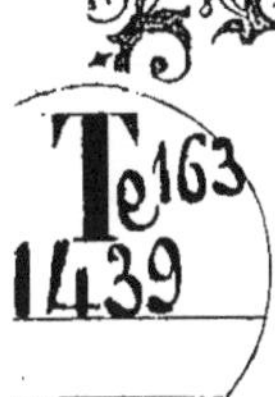

DE LA LITHINE

DANS LES EAUX MINÉRALES

DE LA LITHINE

dans les Eaux minérales

DE ROYAT

ET DANS LES

Principales Sources thermales d'Auvergne

PAR

P. TRUCHOT,
Docteur ès-sciences, Directeur de la Station agronomique du Centre,
Professeur suppléant de chimie à la Faculté des sciences de Clermont,
Membre titulaire de l'Académie des sciences, belles-lettres et arts de Clermont-F.,
Membre correspondant de la Société du Musée de Riom, etc.

ET

LE DOCTEUR G.-E. FREDET,
Ancien interne des hôpitaux et hospices civils de Paris,
Professeur suppléant à l'Ecole de médecine de Clermont-Ferrand,
Médecin de l'Hôpital-général,
Lauréat du ministère de l'instruction publique (épid. chol. 1865),
Membre correspondant de la Société anatomique de Paris, de la Société des sciences médicales de Strasbourg,
Secrétaire général de la Société médicale du Puy-de-Dôme,
Médecin consultant à Royat.

PARIS
A. DELAHAYE, LIBRAIRE ÉDITEUR,
Place de l'Ecole de médecine.
1875

A

MONSIEUR

LE DOCTEUR BAZIN.

PRÉFACE

Lorsque, il y a quelques mois, nous annonçâmes à M. Bazin la découverte de la Lithine dans les eaux minérales de Royat, voici ce qu'il fit l'honneur d'écrire à l'un de nous : « Je suis heureux d'apprendre que les eaux de Royat si riches en minéralisation, contiennent des sels de lithine en notable proportion. Cette nouvelle analyse plus complète que l'ancienne ne peut qu'étendre le champ des affections pour lesquelles nous conseillons à nos malades de se rendre à cette source thermale. L'analyse chimique vient confirmer ce que l'expérience m'a depuis longtemps appris, c'est-à-dire la valeur des eaux de Royat dans toutes les affections arthritiques, apyrétiques, qu'elles soient rhumatismales ou goutteuses. »

En publiant nos recherches sur la présence de la Lithine dans les eaux minérales d'Auvergne et de Royat en particulier, nous avons un double but : le premier est de porter à la connaissance des médecins et des chimistes cette analyse nouvelle, le second est de démontrer chimiquement ce que la pratique avait déjà adopté comme une vérité, à savoir : l'action curative de ces eaux contre l'arthritis et principalement contre ses manifestations cutanées.

Il était intéressant, en outre, de déterminer à nouveau les éléments de ces eaux minérales qui prennent de jour en jour plus d'importance. La dernière analyse qui en a été publiée, celle du savant M. J. Lefort, remonte à 1857 et depuis cette époque et notamment depuis trois ans, des travaux d'aménagement ont été faits pour une meilleure utilisation de ces eaux.

Les résultats auxquels nous sommes arrivés et qui montrent que l'eau de Royat, *Grande-Source* ou *Source Eugénie*, n'a pas varié dans sa nature et dans la proportion de ses principes minéralisateurs trouveront place dans une seconde partie qui contiendra également l'analyse d'une nouvelle source, la *Source Romaine* ou *du Pré St-Mart*.

Nous avons placé notre modeste travail sous les auspices de M. Bazin, voulant ainsi rendre un juste mais trop faible hommage au médecin éminent qui le premier a adopté en dermatologie une classification philosophique et a proclamé bien haut la spécificité des alcalins dans la thérapeutique de l'arthritis.

DE LA LITHINE

DANS LES EAUX MINÉRALES

PREMIÈRE PARTIE.

I

La Lithine dans la nature.

Le lithium est un métal alcalin découvert en 1807, dans le laboratoire de Berzélius, par Arfwedson, qui faisait l'analyse du *pétalite* (silicate d'alumine et de lithine). Berzélius lui donna le nom de *lithion,* pour rappeler une origine minérale alors que les deux autres alcalis, la potasse et la soude, étaient tirés du règne végétal.

L'oxyde de lithium ou *lithine* forme donc une nouvelle base alcaline qui est venue se placer à côté de la potasse et de la soude ; toutefois, certaines propriétés de ses sels la rapprochent de la magnésie.

On l'a rencontrée depuis dans un certain nombre de minéraux, par exemple, le *triphane* d'Utö en Amérique, le *lépidolithe* ou mica rose de Bohême, l'*ambligonite,* etc., qui en contiennent respectivement 8, 3,4 et 11 0[0.

A part le lépidolithe de Bohême, ces minéraux sont assez rares ; mais si la lithine est peu abondante, elle est en revanche très-répandue dans la nature, et, depuis la découverte de l'analyse spectrale, par MM. Kirchhoff et Bunzen, cette méthode d'investigation, d'une merveilleuse sensibilité, a permis de constater la présence du nouvel alcali dans un grand nombre d'autres minéraux, dans les cendres de certaines plantes, notamment du tabac et de la vigne et enfin dans quelques eaux minérales ainsi que dans l'eau de la mer.

Berzélius signala le premier, en 1824, la présence de la lithine dans une eau minérale, celle de Carlsbad, qui en renferme un milligramme et demi par litre.

Plus tard, M. Eug. Marchand constata que les eaux de puits de Fécamp en contiennent des traces, et cet alcali a été recherché et rencontré également dans un certain nombre d'eaux minérales de France et de l'étranger.

Mais les proportions trouvées des sels de lithine étaient dans tous les cas extrêmement faibles, à deux exceptions près : la source de *Mur-Quelle,* à Bade, qui contient 0 gr. 295 de chlorure de lithium par litre, d'après Bunzen, et une source thermale d'Angleterre, *Weal-Clifford,* qui, analysée par M. Miller, a fourni 0 gr. 282 de chlorure de lithium par litre.

Nous pouvons ajouter une troisième exception aux deux précédentes. L'eau du *Puy de la Poix,* à Clermont-Ferrand, plus riche encore, contient par litre 0 gr. 350 de chlorure de lithium; mais cette source fort curieuse, qui est à la fois bitumineuse et sulfureuse, est en quelque sorte une eau mère; elle renfermait, au moment où nous en avons fait l'analyse, 30 g. 8 de chlorure de sodium par litre sur 39 gr. de matières salines, et, d'après quelques analystes, cette dernière dose varie avec les saisons et s'est élevée jusqu'à 100 grammes.

Entre ces eaux très-riches en lithine, qu'on pourrait considérer comme des matières premières pour l'extraction de cet alcali, et beaucoup d'eaux minérales qui n'en contiennent que quelques milligrammes par litre, nous pouvons citer les eaux minérales d'Auvergne et en particulier l'eau de Royat, *Grande-Source* ou *Source Eugénie,* qui fait surtout l'objet de ce travail et qui contient par litre 35 milligrammes de chlorure de lithium.

II

Recherche et dosage de la lithine dans les eaux minérales au moyen de l'analyse spectrale.

On sait que la lumière du soleil, en traversant un prisme, se décompose en une infinité de rayons différemment réfrangibles et produisant sur l'œil ou sur un écran les vives couleurs de l'arc-en-ciel. En y regardant de plus près on s'aperçoit que cette brillante apparition, à laquelle on a donné le nom de spectre solaire, contient des raies obscures que l'on a appelées raies de Frauenhofer, du nom du physicien qui les a observées et décrites, de sorte que le spectre n'est pas continu. Ce sont ces raies dont les principales sont représentées *fig.* 1. (Voir la planche.)

Supposons maintenant que la lumière du soleil soit remplacée par la flamme du gaz de l'éclairage, brûlant à bleu par suite d'un mélange préalable avec l'air dans la lampe même, on n'apercevra au spectroscope, — c'est le nom de l'instrument qui contient le prisme, — ni parties brillantes, ni raies obscures ; plaçons alors dans la flamme du gaz une trace d'un sel de soude, du chlorure de sodium, par exemple, à l'extrémité d'un fil de platine, aussitôt nous apercevons un spectre, non plus avec les couleurs et les raies du spectre solaire, mais nous voyons une seule raie jaune, juste à la place où se montrait la raie D dans le spectre solaire. C'est le spectre du sodium, *fig.* 2. Remplaçons le fil de platine par un autre dont l'extrémité, contournée en spirale, a été trempée dans une solution de chlorure de lithium, l'apparition change ; nous voyons une belle raie rouge *Li* a à gauche de la raie du sodium (1), vers la division 65, par exemple, d'un micromètre que contient l'appareil, la raie du sodium étant au point 100. Si la lampe donne une température très-élevée, une seconde raie *Li* b, d'un jaune orangé s'aperçoit vers la division 90. C'est le spectre du lithium représenté *fig.* 3.

D'autres sels métalliques, des sels de potasse, de chaux, de baryte etc. donneraient d'autres spectres, chacun deux caractérisant par la position et la couleur des raies le métal correspondant.

(1) Le sodium est tellement répandu, même dans les poussières atmosphériques, et la sensibilité de l'appareil est si grande qu'on aperçoit toujours la raie du sodium, alors même qu'on examine une autre substance.

Il suit de là que pour savoir si une eau minérale contient de la lithine, il suffit de tremper dans cette eau l'extrémité du fil de platine et examiner au spectroscope comme il vient d'être dit. L'apparition de la raie rouge *Li* a indiquera de suite la présence de la lithine. Si la raie n'apparaissait pas, il y aurait lieu d'évaporer une certaine quantité de l'eau et d'opérer sur le produit de la concentration; mais dès qu'une eau contient 5 milligrammes de chlorure de lithium par litre, l'observation directe suffit pour constater la présence du sel alcalin.

On peut aller plus loin et doser en quelques minutes, à deux ou trois milligrammes près, la proportion de lithine contenue dans une eau minérale. On a préparé des solutions types de chlorure de lithium contenant, par exemple, 5, 10, 15 milligrammes jusqu'à 40 milligrammes de ce sel par litre d'eau. Le fil de platine qui sert à introduire une goutte de la liqueur dans la flamme au devant de la fente du spectroscope est très-fin et contourné en hélice, de manière à former à son extrémité un petit cylindre creux qui retient toujours une goutte du même volume. On le trempe dans l'eau minérale et un aide l'introduit dans la flamme pendant qu'on observe l'intensité et la durée de la raie rouge *Li* a; puis, cette raie ayant disparu, on répète l'expérience après avoir plongé le fil de platine dans une des solutions types. En ayant la précaution de placer ce même fil dans la même partie de la flamme (sur le bord et non au centre), la durée du phénomène ne change pas et l'intensité de la raie montre facilement si on a choisi le type correspondant à la richesse réelle de l'eau essayée. On y arrive au bout de quelques tâtonnements et en croisant les observations.

Des différences de 2 ou 3 milligrammes de chlorure de lithium par litre sont sensibles (1) et la présence des sels de potasse, de soude, ou de chaux ne nuit pas à l'observation.

Les liquides à essayer ne doivent pas contenir plus de 40 milligrammes du sel de lithine par litre, car alors la raie rouge deviendrait trop intense et l'on jugerait mal des différences.

Des dosages directs de la lithine par les procédés chimiques ont concordé d'une manière très-satisfaisante avec les déterminations spectroscopiques.

S'il s'agissait de rechercher la lithine dans un sol ou dans les cendres d'une plante, on traiterait un poids connu de la terre ou de la cendre par l'acide chlorhydrique ou l'eau régale, et après filtration on étendrait de manière à avoir un volume déterminé, sur lequel on opérerait comme sur l'eau minérale.

(1) MM. Kirchkoff et Bunzen ont prouvé que l'œil constate sûrement la présence de neuf millionnièmes de milligramme d'un sel de lithine au moyen du spectroscope.

III

La lithine dans les eaux minérales d'Auvergne, et en particulier dans l'eau de Royat.

C'est en analysant la terre si fertile de la Limagne d'Auvergne que l'un de nous y ayant rencontré une notable proportion de lithine — de un à deux kilog. par mètre cube — eut l'idée de rechercher cet alcali dans les nombreuses et importantes eaux minérales du Puy-de-Dôme. Si en effet le sol de la Limagne, cette puissante alluvion formée par les eaux minérales d'une époque géologique antérieure, contient la lithine associée à la potasse et à la soude, il était à supposer que les eaux minérales actuelles contiendraient, réunis aussi, ces mêmes alcalis.

L'expérience a confirmé ces prévisions.

Toutes les eaux essayées ont fourni de la lithine, comme l'indique le tableau suivant qui comprend les principales sources avec les doses correspondantes.

Nom des eaux.		Chlorure de lithium par litre.
Châteldon		traces.
Chaudes-Aigues		—
Mont-Dore		8 millig.
Vic-sur-Cère		8 —
Royat, source César		9 —
Royat, source Romaine ou du Pré St-Mart.		12 —
Clermont	Source des Salins	14 —
	Source de Jaude	15 —
	Puits Loiselot	18 —
	Puits artésien Boyer	20 —

La Bourboule.	18 millig.
Saint-Nectaire	22 —
Châtel-Guyon	28 —
Médague, eau de l'Ours	30
Saint-Alyre	31 —
Les Roches	33 —
Châteauneuf.	35 —
Royat, St-Mart.	35 —
Royat, Grande-Source	35 —

Une proportion de 35 milligrammes de chlorure de lithium contenue dans un litre d'eau de Royat, devait frapper l'esprit des médecins qui s'occupent de cette importante station thermale, et en effet, cette substance dont les propriétés médicinales ont été mises en lumière dans ces derniers temps, explique très-bien pour sa part, l'action curative de ces eaux dans le traitement de l'arthritis.

Mais que l'on ne s'étonne point si les analyses de l'eau de Royat ne signalent pas la lithine parmi les substances minéralisatrices qu'elle renferme : la dernière analyse publiée, celle de M. J. Lefort, membre de l'Académie de médecine, date de 1857 et la méthode spectrale, qui a appelé l'attention sur la lithine en donnant le moyen de la reconnaître en petite quantité, n'était pas créée alors et n'a été connue que depuis 1861.

Si l'on considère que la *Grande source* ou *source Eugénie* à Royat débite par jour l'énorme quantité de 1,440,000 litres d'eau, suivant un jaugeage éxécuté par M. François, inspecteur général des mines, on reconnaîtra par un calcul bien simple qu'elle ne fournit pas moins de 18,396 kilogrammes de chlorure de lithium dans une année. Les autres sources du département, quoique moins abondantes à beaucoup près, apportent aussi leur contingent, et il n'est pas étonnant que la lithine ait été rencontrée en proportion relativement considérable dans le sol de la Limagne, sol formé par l'action des eaux d'une provenance analogue.

Il nous a paru intéressant de comparer sous le rapport de la teneur en lithine l'eau de Royat aux eaux d'Ems, qui sont indiquées comme similaires et à celles de Vals et de Vichy.

Les eaux d'Ems contiennent en effet de la lithine ; mais cet alcali, déterminé notamment en 1865 et 1869 dans les sources *Augustaquelle* et *Victoriaquelle*, ne s'y rencontre qu'à la faible dose d'environ un demi milligramme et un milligramme et demi par litre (1). Les autres sources n'en fournissent que des traces.

Les eaux de Vals et de Vichy sont notablement plus riches en lithine que les précédentes, tout en l'étant moins que celle de Royat. Nous avons trouvé dans ces eaux les quantités suivantes de lithine évaluées en chlorure de lithium.

Eaux de Vals (2).	Source St-Jean.	15 millig.	par litre.
	— Pauline.	15	—
	— des Convalescents.	18	—
	— Juliette.	20	—

(1) Dr Danjoy. Etude médicale sur les eaux d'Ems. Paris, Germer Baillière, 1870.

(2) Nous trouvons dans le *Journal Médical de Vals* de janvier 1875, l'analyse de l'eau des sources Vivaraises, exécutée par M. Glénard, directeur de l'Ecole de Médecine de Lyon.

Nous en extrayons les proportions suivantes de lithine exprimées à l'état de bicarbonate, et pour rendre la comparaison plus facile

Eaux de Vichy.	Source Ste-Marie.	18	—
	— Hôpital.	18	—
	— Grande grille. . .	20	—
	— Hauterive.	20	—
	— Lardy.	22	—
	— des Célestins. . . .	22	—

On nous a demandé souvent, depuis la découverte de la lithine dans l'eau de Royat, à quel état s'y trouve cet alcali. Est-ce à l'état de chlorure de lithium, de bicarbonate de lithine ou d'un mélange des ces deux sels? En tenant compte des considérations qui guident ordinairement les analystes lorsqu'ils combinent les résultats de leurs dosages, nous avons indiqué la lithine à l'état de chlorure; mais les chimistes savent que ces données sont hypothétiques.

Du reste la question de savoir si en buvant de l'eau de Royat on ingère du carbonate ou du chlorure de lithium n'a aucune importance. Le chlorure de lithium est très-soluble et même très-déliquescent, son absorption sera dès lors des plus rapides ; mais le carbonate de lithine, quoique beaucoup moins soluble, l'est encore suffisamment au point de vue de son absorption

nous traduisons, en regard, ces proportions en quantités équivalentes de chlorure de lithium.

	Bicarbonate de lithine par litre.	Quantités équivalentes de chlorure de lithium.
	GR.	GR.
Source vivaraise, nº 1.	0, 010	0, 007.
— 3.	0, 020	0, 014.
— 5.	0, 017	0, 012.
— 7.	0, 024	0, 017.
— 9.	0, 019	0, 013.

puisqu'un litre d'eau pure peut en dissoudre 12 grammes et un litre d'eau chargée d'acide carbonique 52 gr. 5.

Les médecins qui prescrivent la lithine en dehors de l'emploi des eaux, s'adressent au carbonate et non au chlorure que son affinité pour l'eau rend peu maniable ; mais le résultat est le même, car ces petites doses de carbonate sont immédiatement transformées en chlorure par l'action du suc gastrique qui contient, comme on sait, de l'acide chlorhydrique libre.

IV

Emploi de la lithine en thérapeutique.

Historique : C'est à Garrod que l'on doit l'introduction des sels de lithine dans la thérapeutique de la gravelle urique et de la goutte chronique. Avant lui cependant, Ure avait conseillé, comme moyen de dissoudre les calculs uriques, des injections de carbonate de lithine dans la vessie. Il s'appuyait sur une expérience concluante dont il donne la relation dans un mémoire qu'il fit paraître en 1843. Voici cette expérience : Un calcul formé d'acide urique et d'oxalate de chaux fut plongé dans une solution de 30 grammes d'eau distillée et de 25 centigrammes de lithine à une température de 37°,5 centigrades. Après cinq heures d'immersion, le calcul avait perdu trente centigrammes de son poids. Ure ne put continuer ses recherches faute de carbonate de lithine qu'il lui fut impossible de se procurer en plus grande quantité.

En 1855, Garrod commença à prescrire le carbonate de lithine dans les cas de diathèse urique et de goutte chronique. Il fut suivi dans cette voie par les médecins anglais et français. Parmi ces derniers, nous devons citer les noms de Réveil, Guéneau de Mussy, Moutard-Martin et surtout Charcot qui en a administré à beaucoup de goutteux.

La propriété la plus remarquable du carbonate de lithine est son action sur l'acide urique. Cet acide a une très-grande affinité pour la lithine et il tend constamment, quand il est en sa présence, à former de l'urate de lithine qui est le plus soluble des urates connus. Suivant Lippowitz, lorsque le minéral appelé lépidolithe est réduit en poudre et soumis à l'ébulition avec de l'acide urique il se forme par double décomposition de l'urate de lithine.

Si on fait bouillir dans l'eau un excès de carbonate de lithine et si on y ajoute de l'acide urique, le précipité se dissout, ce qui est une preuve de la plus grande solubilité de l'urate que du carbonate de lithine.

L'urate de lithine se dissout beaucoup mieux dans l'eau que les autres urates, et les expériences comparatives que l'on a faites à ce sujet avec les urates de potasse et de soude ne laissent aucun doute à cet égard (Lippowitz, Ure, Binswanger).

Garrod a placé dans trois éprouvettes contenant une faible quantité d'eau dans laquelle étaient dissous séparément 20 à 25 centigrammes de carbonate de lithine, de potasse et de soude, l'extrémité phalangienne d'un métacarpien incrusté de dépôts goutteux, et au bout de deux jours a trouvé, dans la solution de lithine, la tête de l'os nette et débarrassée de son dépôt crétacé. Le cartilage avait repris son apparence normale. Dans la solution de carbonate de potasse, l'extrémité métacarpienne était à moitié débarrassée de son produit tophacé; dans la solution de carbonate sodique, le dépôt goutteux ne paraissait pas avoir éprouvé de changement.

Après avoir rappelé ces expériences relatives à l'action dissolvante de la lithine sur l'acide urique et l'urate de soude, il nous reste à indiquer quelle est son action physiologique sur l'homme sain.

La lithine est un alcali d'autant plus puissant que l'équivalent du lithium est faible (1) ; elle jouit de propriétés neutralisantes considérables et bien supérieures aux autres bases alcalines. Son ingestion augmente donc, même à faible dose, l'alcalinité des liquides de l'organisme. Administrée à de petites doses, 10, 15, 30 centigrammes par jour, elle ne produit d'autre phénomène physiologique appréciable que la diurèse. Son emploi, même à dose élevée, n'a jamais entraîné d'inconvénients fâcheux. M. Charcot l'a maintes fois observé. Chez ses malades, il a porté la dose de carbonate de lithine jusqu'à 2 et même 3 grammes par jour et il n'a jamais vu survenir d'accident sérieux. Mais, dit-il, si ces doses élevées sont soutenues pendant plusieurs jours consécutifs, il survient des

(1) L'équivalent du lithium est 7 et celui de la lithine 15, lorsque l'équivalent du potassium est 39 et celui de la potasse 47, ce qui veut dire que 15 milligrammes de lithine saturent la même quantité d'acide que 47 milligrammes de potasse.

nausées et des symptômes de dyspepsie cardialgique qui obligent à en suspendre l'emploi. Ce sont des phénomènes analogues à ceux que nous observons chez nos malades lorsque, après un traitement hydrominéral un peu prolongé, apparaît la saturation.

Etant donnée l'action dissolvante de la lithine et de ses sels sur l'urate de soude, on n'était pas éloigné d'admettre leur action thérapeutique sur la goutte et ses manifestations. C'est ce que fit Garrod, qui les appliqua au traitement de la goutte chronique, réservant le colchique d'automne pour la goutte aigüe. La goutte est chronique lorsqu'elle ne cesse plus guère d'occuper les articulations, affectant tantôt l'une tantôt l'autre, en y déterminant de la rigidité et des déformations plus ou moins prononcées. L'urate de soude existe dans le sang des goutteux, personne ne l'ignore aujourd'hui, et sa présence tient à deux causes : la première est la formation exagérée de ce sel sous l'influence de la dyspepsie et d'une mauvaise assimilation ou d'une alimentation trop riche et trop azotée, la deuxième peut tenir à une excrétion et à une élimination défectueuse par le rein. Ces deux éléments peuvent se trouver souvent réunis ou exister séparément chez le malade. Pour combattre cet état, l'hygiène, le régime, les médicaments propres à modifier la sécrétion de l'acide urique sont concurremment employés.

Or, les médicaments qui conviennent le mieux pour rendre au liquide sanguin sa qualité normale sont ceux qui accroissent l'activité fonctionnelle des organes sécréteurs et spécialement des reins, ceux qui peuvent empêcher les fâcheux effets de l'urate de soude sur l'économie, en s'opposant à sa formation ou en le dissolvant lorsqu'il est déjà formé.

C'est pour ces motifs que les divers alcalins et la lithine en particulier ont été employés chez les goutteux.

Nous n'avons pas à faire ici l'historique des alcalins dans le traitement de la goutte chronique. Leur emploi remonte bien haut, et il est inutile de rappeler les préceptes de Boerhaave, d'Hoffmann et de Cullen, et de nos jours la prodigieuse fortune de Vichy. Garrod, à l'autorité duquel nous sommes obligés d'avoir constamment recours quand il s'agit de goutte, recommande fortement l'emploi des sels de lithine dans la goutte chronique. Il affirme les avoir administrés fréquemment à des malades qui éprouvaient chaque année de nombreux et violents accès de goutte et être parvenu à leur éviter le retour de nouveaux accès souvent pendant une année entière et à améliorer sensiblement leur état général. Dans son opinion, ces médicaments constituent le traitement le plus efficace de la goutte chronique. Lorsque les malades rendent des graviers ou du sable d'acide urique, ils diminuent ou arrêtent l'excrétion des graviers par leur action puissante comme dissolvants de l'acide urique. « Des expériences nombreuses m'ont montré, dit Garrod, que, bien conduite, l'administration de la lithine était capable d'empêcher le retour d'accès de goutte; et j'ai appris de divers malades qu'ils pouvaient impunément faire usage du vin, tant qu'ils prenaient de cet alcali. On m'a assuré également que quelques goutteux avaient vu disparaître leurs concrétions tophacées sous l'influence longtemps prolongée des sels de lithine (1). »

Le docteur Stricker a observé, au bout de quinze jours de traitement par le carbonate de lithine, la disparition de concrétions tophacées chez une femme goutteuse de 77 ans (Wirchow's, Archiv et Constatt's Jahresber., 1864).

Faut-il citer encore l'opinion de Charcot, consignée dans une lettre qu'il nous fit l'honneur de nous écrire? « Les résultats de mon expérimentation, dit-il, se sont montrés tout à fait conformes à ceux annoncés par M. Garrod. J'ai une assez grande expérience du médicament, ayant l'occasion très-fréquente de voir des goutteux, et il est particulièrement précieux chez les sujets atteints de gravelle urique. »

Mode d'administration. Jusqu'à présent, ce n'est pas l'oxyde de lithium qui a été employé en thérapeutique ; on s'est servi des divers sels connus sous le nom de carbonate, citrate de lithine. C'est sous forme de chlorure de lithium qu'il est ingéré par les malades qui font usage de nos eaux minérales.

Le carbonate est le sel le plus fréquemment administré en thérapeutique usuelle, mais dès qu'il est en présence des acides de l'estomac il se transforme en chlorure de lithium très-soluble et c'est sous cette forme qu'il passe dans le torrent de la circulation.

(1) Garrod, *Traité de la Goutte,* annoté par Charcot.

Dans l'administration des sels de lithine, on s'est basé jusqu'ici sur les considérations suivantes : les donner étendus dans une grande quantité de liquide, de l'eau principalement chargée d'acide carbonique. C'est cette solution qui a reçu le nom d'*eau de lithine*. Si une dose plus considérable d'alcali est nécessaire, l'associer à un sel de potasse et choisir toujours pour véhicule l'eau gazeuse. Garrod l'a prescrit ainsi, depuis 6 jusqu'à 30 et 40 centigrammes par jour. M. Charcot l'a employé à des doses beaucoup plus élevées, 2 et 3 grammes par jour, mais il paraît avoir renoncé à des doses portées aussi haut. « Je suis arrivé à cette conviction, nous écrivait-il, que le médicament doit être donné à très-petites doses, soit 0 gr. 05 avant chaque repas, 10 à 15 centigr. par jour ; mais il faut prolonger l'emploi du remède pendant plusieurs mois avec des interruptions. »

L'obstacle principal à l'emploi plus répandu de la lithine est son prix élevé ; le carbonate coûte en pharmacie deux francs le gramme. Cette cherté tient à la difficulté qu'on a de se la procurer par les procédés chimiques encore peu perfectionnés. Néanmoins, nous n'en sommes plus au temps où *des hommes compétents en la matière* soutenaient qu'il serait presque impossible de se procurer en Europe une seule livre de carbonate de lithine, et Garrod avance qu'il s'en est consommé jusqu'en 1859 plus de cent livres en Angleterre.

Ce n'est d'ailleurs qu'à l'imperfection ou plutôt à la difficulté des procédés d'extraction du lithium que l'on doit cette rareté relative, car la lithine se trouve dans la nature, dans beaucoup de plantes, de terrains, d'eaux minérales et même dans *le lait, le sang et les muscles de l'homme.*

Ce n'est donc pas un médicament étranger que l'on introduit dans l'organisme en administrant de la lithine, qui doit être considérée comme un élément normal des tissus et des humeurs.

V

L'Arthritis à Royat. — Rôle de la lithine dans les eaux de cette station. — Indications et contre-indications à leur emploi.

Si on consulte les anciennes analyses des eaux de Royat ainsi que la nouvelle, on est amené *à priori* à conclure avec tous ceux qui ont écrit sur la matière : 1° qu'elles sont reconstituantes par le fer, le manganèse, le chlorure de sodium qu'elles contiennent; 2° qu'elles sont fondantes ou résolutives par les bicarbonates de soude, de potasse, de chaux, de magnésie, et le chlorure de lithium que notre récente analyse vient d'y découvrir.

C'est dire qu'elles conviennent aux malades atteints d'appauvrissement du sang (anémie, chloro-anémie, névropathies qui les accompagnent ou les suivent), en un mot à toutes les maladies chroniques greffées sur une constitution débile et une nature appauvrie. Nous n'avons pas à insister ici sur les observations nombreuses de guérisons citées par ceux de nos honorables collègues qui ont écrit à ce point de vue. Tous nous sont témoins que ce que nous avançons repose sur la vérité et une sage observation, et nous ne pouvons mieux faire que d'y renvoyer le lecteur, notre but étant de démontrer que nos eaux minérales s'appliquent essentiellement à l'arthritis et à ses diverses manifestations.

Qu'est-ce donc que l'arthritis et qu'entend-on par ce mot? Cette dénomination n'est pas nouvelle, et toute l'antiquité grecque et latine, les auteurs du moyen-âge s'en sont servi pour désigner la diathèse que M. Bazin définit ainsi : « Une maladie constitutionnelle, non contagieuse, caractérisée par des manifestations variées sur divers systèmes organiques et spécialement par des affections de la peau, des manifestations articulaires et la tendance à la formation d'un produit morbide particulier : le tophus (1). » En un mot, l'arthritis comprend, pour le médecin de Saint-Louis, le rhumatisme et la goutte, et leurs diverses manifestations. L'arthritis de Bazin est l'arthritis des anciens, l'arthritis de Chomel, de Requin, de Rostan, de Pidoux, de Guéneau de Mussy, comprenant non-seulement les *affections articulaires* attribuées au rhumatisme et celles attribuées à la goutte, mais encore *les affections cutanées et viscérales* relevant des deux.

Est-ce à dire pour cela que les deux maladies ne diffèrent pas et qu'il soit difficile de les distinguer? Non ; presque toujours on peut établir leurs caractères différentiels lorsqu'elles se montrent avec leur type, leur physionomie spéciale. C'est pour ces motifs que

(1) Bazin. Leçons théoriques et cliniques sur les affections cutanées (2e édit.).

Charcot adopte la séparation de ce qu'il appelle *ces deux diathèses;* néanmoins, il lui est difficile de ne pas avouer qu'elles présentent dans leurs manifestations des caractères tellement communs qu'il est souvent impossible d'établir le diagnostic. L'appellation éclectique de *rhumatisme goutteux* n'a pas d'autre origine. Trousseau, partisan comme Charcot de la séparation des deux diathèses, ne reconnaît-il pas lui-même leur origine commune qu'il conteste pourtant, quand il écrit que non-seulement les deux diathèses se confondent chez un même individu, mais qu'elles se confondent encore dans l'hérédité, c'est-à-dire qu'un goutteux peut engendrer un rhumatisant, et réciproquement? Il est évident, ajoute-t-il, qu'elles ont entre elles un lien étroit de parenté.

Dans ces conditions, ne vaut-il pas mieux, n'est-il pas plus logique, comparant entre elles les affections au point de vue de leurs symptômes, de leur ordre de succession, de leur traitement, de classer ces deux maladies sœurs sous la même et unique dénomination d'Arthritis?

Mais, si laissant de côté les doctrines d'Ecole, nous arrivons d'emblée à la pratique, à l'expérience qui seule peut nous donner des résultats certains, que voyons-nous? Que l'analyse chimique vient confirmer ce que l'expérience nous a appris sur la valeur de nos eaux dans la thérapeutique de l'arthritis. Et cette spécificité des eaux minérales alcalines contre cette diathèse proclamée par l'Ecole moderne, n'est-elle pas due en majeure partie à la présence de la lithine?

Jusqu'à cette époque, l'analyse ne faisait découvrir dans nos sources que les bicarbonates alcalins ordinaires dont l'action ne peut être comparée à celle de la lithine comme dissolvant de l'acide urique ou plutôt de l'urate de soude et des produits tophacés. N'est-ce pas à cette lithine dont la présence était ignorée, que l'on devait les beaux succès obtenus par l'emploi de nos eaux, succès que la présence seule des bicarbonates alcalins ne pouvait suffisamment expliquer? Il restait toujours une action inconnue, *quid ignotum*, qui résolvait spécialement les diverses manifestations de la modalité goutteuse.

Sans aucun doute, l'acide urique, l'urate de soude doivent être considérés comme une simple lésion anatomique, qu'il s'agit pourtant de faire disparaître à l'égal des produits inflammatoires de la pneumonie ou du phlegmon qui, bien que n'en constituant pas les caractères essentiels, doivent néanmoins se résorber pour que la guérison soit complète. Faut-il encore que pour certains esprits et des plus distingués, l'acide urique ait une réelle importance, lorsque l'on voit un homme de valeur tel que M. Gigot-Suard, dans un mémoire lu à la Société d'hydrologie, considérer tout un groupe d'affections cutanées comme son produit direct!

Nous ne suivrons pas M. Gigot-Suard dans cette voie, mais tout en faisant de l'acide urique une lésion anatomique, nous admettrons que sa présence dans le sang constitue un danger permanent pour le malade et que sa neutralisation est nécessaire. Pour nous, les alcalins doivent être bien plus utiles dans les cas où l'acide urique existe que dans ceux où il n'existe pas et leur action curative bien plus puissante dans les affections arthritiques où la sérosité du sang s'en trouve imprégnée.

Personne n'ignore que les maladies catarrhales chroniques des voies respiratoires, digestives et génito-urinaires déterminées ou entretenues par la débilité native, par l'anémie artificielle résultant de l'habitation des villes et des habitudes du monde sont traitées avec beaucoup de succès à Royat. Nous avons avec nous pour soutenir cette opinion tous les médecins qui ont exercé dans cette station et le savant professeur de thérapeutique de l'Ecole de Paris M. Gubler qui, dans ses leçons professées à la Faculté, il y a quelques années, assimilait l'eau de la Grande-Source de Royat au serum du sang et la qualifiait de *lymphe minérale.* Passant maintenant aux affections spéciales aux divers organes déterminées par la diathèse arthritique, nous constatons que le résultat est encore plus satisfaisant. Des observations nombreuses et bien établies de guérisons de bronchites, asthmes, laryngites, angines granuleuses, congestions pulmonaires chroniques, dyspepsies gastro-intestinales liées à un état diathésique se trouvent consignées dans les travaux de nos collègues.

Si nous abordons ensuite le traitement de la goutte chronique vraie avec dépôts tophacés dans les articulations, nous serons forcés de garder à cet égard une réserve prudente, notre expérience personnelle étant insuffisante. D'un autre côté, l'étude de l'action des eaux minérales alcalines renfermant de la lithine sur les goutteux, nous porterait à croire à priori à l'efficacité de ce traitement. Car, si l'on se reporte à la pathogénie de la goutte en se souvenant que constamment il se forme un dépôt cristallin dans les tissus affectés, et si, jugeant par analogie, on considère la propriété qu'a la lithine d'alcaliniser le sang et de dissoudre l'urate de soude, l'esprit sera naturellement amené à employer les sels de cette base dans le traitement de cette maladie. C'est ce qui a été fait en Allemagne et principalement à Baden-Baden dont les eaux renferment une assez forte proportion de lithine. « De tous les remèdes qu'offrent les eaux de Baden-Baden contre les affections arthritiques, aucun ne s'est montré aussi puissant que la source de la Murquelle qui renferme de la lithine » (1).

Pour ce qui est de la goutte articulaire traitée à Royat, nous ne pouvons jusqu'ici donner que très peu d'observations concluantes. M. Laugaudin, dans un mémoire très étudié sur les thermes de Royat, dit n'avoir soigné que très peu de vrais goutteux qui d'ailleurs n'y étaient pas envoyés et n'avoir pas attaqué la goutte articulaire; quant à la goutte larvée ou généralisée, il n'a eu qu'à se louer des effets du traitement. Dans ces conditions, on peut agir sans crainte de donner lieu à des métastases dangereuses. Notre honorable confrère cite même plusieurs observations de goutteux guéris ou notablement améliorés. Dans l'observation 33e, nous constatons sur le malade qui en fait l'objet, la disparition des gonflements articulaires goutteux, après une saison d'un mois et une amélioration définitive, après une cure faite l'année suivante.

(1) Althaus. Médical times and Gazette.

Il reste bien entendu que ces diverses manifestations de la goutte généralisée ne peuvent être sérieusement influencées que par un traitement thermo-minéral prolongé et répété plusieurs années consécutives. Nos eaux ne rendent réellement de services dans ces cas spéciaux qu'autant qu'elles sont administrées avec soin et persévérance. La constitution devant être complètement modifiée, aucun esprit sérieux ne saurait regarder un pareil résultat comme possible en un court espace de temps.

De plus il convient de faire un choix dans les malades envoyés à Royat. C'est surtout lorsque les manifestations arthritiques siègeront sur un sujet présentant de la faiblesse générale, de l'anémie, comme on en rencontre souvent chez les goutteux, un tempérament lymphatique, que notre station devra être choisie. Les eaux franchement alcalines réclamant les sujets robustes, sanguins et fortement constitués.

Mais le terrain le plus favorable à l'action de nos sources est celui des arthritides, surtout celles se rapportant à la modalité goutteuse. Il ne nous serait pas difficile d'énumérer ici de nombreuses et indiscutables observations de guérisons définitives. Nous pourrions même citer plusieurs de nos honorables confrères occupant une haute situation scientifique ou professionnelle qui ont trouvé aux thermes de Royat la guérison de leurs arthritides. Leur témoignage ici formulé nous serait sans doute d'un puissant secours, mais nous ne signalerons que les faits qui nous sont personnels et que nous avons pu observer dans notre pratique encore bien courte. (Voir observations, § VI).

Les rapports du rhumatisme et de la goutte avec les maladies de peau n'avaient pas échappé aux médecins attentifs. H. Holland, (Médical notes and reflections), a observé que le Psoriasis règne souvent dans les familles de goutteux et qu'il alterne avec les accès de goutte. Il en est de même de l'Eczéma qui est beaucoup plus fréquent encore et dont la relation avec la goutte est plus accusée. C'est d'ailleurs cette arthritide que nous rencontrons le plus souvent à Royat. Mais jusqu'à M. Bazin, aucun effort n'avait été tenté pour circonscrire le groupe d'affections cutanées qui précède ou accompagne la diathèse rhumatismale ou goutteuse. Il fut le premier à en constituer une famille tout aussi naturelle que celle des syphilides ou des affections parasitaires.

A ce groupe d'affections comprenant les arthritides pseudo-exanthémateuses, les arthritides sèches et humides (pityriasis, acné, urticaire, eczéma, psoriasis, etc.), s'appliquent efficacement nos eaux minérales. La découverte de la lithine nous autorise à étendre encore leur action et à réclamer comme tributaires de notre station les arthritides s'accompagnant d'affections articulaires, ou compliquées de diabète et de gravelle urique.

VI

Observations.

OBSERV. I.

M. R..., 34 ans, commerçant, envoyé à Royat par M. Bazin. Tempérament lymphatico-sanguin, nombreux antécédents goutteux dans ses ascendants, a été lui-même atteint de gravelle urique.

Le malade présente des plaques d'eczéma sec siégeant dans la barbe, au front, aux tempes principalement, au dos et à la poitrine. Rougeurs et démangeaisons à la marge de l'anus.

M. R.... est soumis au traitement thermo-minéral intus et extra. Après 15 jours, l'eczéma se dessèche, se fendille et se desquame en même temps que s'améliore l'état général. Six mois après son départ de Royat, notre client nous écrivit pour nous renseigner exactement sur sa situation. — J'ai obtenu, nous disait-il, la plus grande amélioration désirable ; tout a disparu, et l'on ne pourrait plus retrouver trace de l'eczéma qui m'a si vivement préoccupé l'année dernière. J'ai la ferme résolution de revenir l'an prochain me retremper dans vos eaux si bienfaisantes.

OBSERV. II.

M. G..., 40 ans, de Paris. Tempérament lymphatique. Issu d'un père goutteux ; est atteint d'eczéma au cuir chevelu, en arrière des oreilles, sur la poitrine et le ventre. M. G... est en outre très-sujet à s'enrhumer et à éprouver des flux intestinaux séreux très-abondants. Les urines laissent fréquemment un dépôt briqueté sur le bord du vase.

Après dix jours de traitement se manifeste une légère poussée d'eczéma à l'avant-bras gauche et au cuir chevelu. Le traitement, suspendu pendant quelques jours, est repris très-assidûment.

Lors du départ, M. G... nous dit ne plus avoir ces flux diarrhéïques qui le gênaient si fort avant sa venue à Royat. Les plaques d'eczéma ont presque complètement disparu ; une seule sur le cuir chevelu, en décroissance évidente, s'aperçoit encore.

OBSERV. III.

M. X..., de C..., 42 ans, vint à Royat l'année dernière. M. X... a un tempérament lymphatico-sanguin. Il a éprouvé jadis des douleurs de goutte dans un orteil. Les urines laissent un dépôt briqueté.

M. X... est atteint d'eczéma sec depuis un an environ, aux favoris, à la moustache, au cuir chevelu. Après 12 jours de traitement, survient une poussée eczemateuse aux favoris, mais peu intense et qui n'empêche pas la continuation de la cure. Dix jours après apparaît une attaque franche de goutte au gros orteil droit.

Le traitement est suspendu. Au bout de huit jours de soins appropriés, le gonflement et la douleur articulaire avaient disparu ; il n'y avait plus trace d'eczéma, et M. X... put repartir. Quelques mois après, il nous faisait savoir par lettre que sa guérison s'était maintenue.

OBSERV. IV.

M. D..., de la Mayenne. 45 ans. Père goutteux. Est venu à Royat pour un eczéma en plaques, siégeant sur les bras, le dos, la poitrine, les cuisses. Dépôt briqueté de l'urine qui est très-acide.

M. D... est soumis au traitement. Lors de son départ, j'observai la disparition presque totale des placards eczémateux. — J'ai su depuis que la guérison s'était maintenue et que notre malade était très-satisfait de sa saison.

OBSERV. V.

M. O... avait souffert de plusieurs accès de goutte articulaire. Cette affection disparut pour faire place à une éruption d'eczéma qui se développa autour des oreilles, à la face, aux bras.

Ce malade, envoyé à une station d'eaux minérales arsenicales, vit son mal empirer. Malgré cet avertissement, il n'en continua pas moins à se traiter, chez lui, par des préparations arsenicales. C'est alors que, sur les conseils d'un de nos honorables confrères de Lyon, M. O... vint à Royat l'année dernière. Le mal, d'origine arthritique évidente, céda au traitement qui fut institué. Une observation analogue, démontrant l'efficacité de la médication arsénicale chez un malade atteint de diathèse herpétique qui n'avait pas été modifiée par une saison faite à Royat, se trouve consignée dans le travail de M. Laugaudin, p. 174.

OBSERV. VI.

M. H..., 30 ans, tempérament lymphatique, envoyé à Royat par M. Bazin pour un pytiriasis rubra d'origine arthritique, occupant le dos et la poitrine depuis quelques mois. M. H... présente, en outre de l'angine granuleuse, une susceptibilité très-grande des voies respiratoires et digestives.

M. H... suit très-assidument le traitement que nous lui indiquons. Vers le milieu de la cure, le pytiriasis a déjà complètement disparu. A la fin de la saison, l'amélioration est très-manifeste du côté de la gorge et des bronches. M. H... n'éprouve plus que rarement les flux intestinaux dont il se plaignait à son arrivée.

Notre client n'habitant pas la France, nous n'avons pu nous renseigner sur le résultat définitif.

VII

Conclusions.

De l'exposé que nous venons de faire, nous pouvons conclure :

1° Que les eaux minérales d'Auvergne rentrant dans la classe des eaux bicarbonatées sodiques franches, des eaux alcalines mixtes chlorurées sodiques ferrugineuses ou arsenicales contiennent toutes de la Lithine à l'état de chlorure de lithium ;

2° Que l'eau minérale de Royat (Grande-Source, source Eugénie) appartenant à la classe des eaux alcalines mixtes chlorurées sodiques ferrugineuses, est une de celles qui en renferment le plus (35 milligr. par litre) ;

3° Que la présence de la Lithine en forte proportion dans cette source vient confirmer l'opinion des divers auteurs sur son efficacité dans le traitement de l'arthritis ; qu'elle la constitue en un médicament spécifique de cette diathèse et de ses diverses manifestations articulaires, viscérales ou cutanées appartenant spécialement à la modalité goutteuse ;

4° Qu'il est permis de supposer, d'après les expériences de Garrod et de Charcot, qu'elle peut être d'une très-grande utilité dans la gravelle urique ;

SECONDE PARTIE.

I

Nouvelle analyse de l'eau de Royat.

(Grande-Source ou *Source Eugénie.)*

Deux analyses de l'eau de Royat ont été publiées : celle de M. le Dr Nivet, inspecteur honoraire de cette station, analyse effectuée en 1845 (1) et celle de M. J. Lefort, en 1857 (2).

Trente ans se sont écoulés depuis la première, dix-huit depuis la seconde et il nous a semblé qu'il y aurait un grand intérêt à déterminer à nouveau les éléments minéralisateurs d'une eau qui a pris une importance aussi considérable.

On sait, en effet, que beaucoup de sources minérales éprouvent avec le temps des modifications dans leur constitution. (Voir J. Lefort, Traité de chimie hydrologique, p. 231.)

En ce qui concerne l'eau de Royat, la comparaison

(1) Nivet. Dictionnaire des eaux minérales du Puy-de-Dôme, Clermont 1846.

(2) J. Lefort. Journal de pharmacie et de chimie, février 1857.

des nouveaux résultats aux anciens montre ce fait remarquable que cette eau n'a subi aucune modification sensible depuis trente ans. En effet la plupart des chiffres trouvés sont, comme on va le voir, d'une analogie frappante et si quelques uns diffèrent, l'écart est si faible qu'il faut, croyons-nous, l'attribuer aux erreurs d'expériences inhérentes à un travail si minutieux ou bien aux méthodes analytiques qui se modifient, ou enfin à un captage mieux approprié de la source, plutôt qu'à une différence réelle dans la composition essentielle de l'eau.

D'ailleurs, en 1857, M. J. Lefort arrivait à une conclusion identique et disait en terminant son savant travail sur les eaux de Royat et Chamalières : « Si maintenant nous comparons nos résultats avec ceux obtenus » par le Dr Nivet, nous trouvons des différences si peu » sensibles que nous sommes amenés à conclure que » toutes les sources et surtout celles de Royat n'ont » pas subi depuis douze ans de modifications importantes, soit dans leur nature, soit dans la proportion » des principes minéralisateurs qu'elles tiennent en » dissolution (1). »

Le tableau synoptique suivant présente les résultats de la nouvelle analyse effectuée tant à la source même qu'au laboratoire de la station agronomique du Centre et contient en regard les analyses de 1844 et de 1857 dues à MM. Nivet et J. Lefort.

(1) J. Lefort, *loc. cit.*

NOMS DES SUBSTANCES.	Nouvelle analyse. 1874.	Analyse de M. J. Lefort. 1857.	Analyse de M. Nivet. 1845.
Température	35°5	35°5	35°5
Acide carbonique libre. . .	0lit325 ou 0gr645	0lit377 ou 0gr748	
Azote.	3cc0	5cc2	
Oxygène	0cc1	1cc1	
Bicarbonate de soude.	1gr128	1gr349	1gr183
— de potasse	0.381	0.435	
— de chaux.	1.005	1.000	1.020
— de magnésie. . .	0.374	0.677	0.424
— de fer	0.042	0.040	0.048
— de manganèse . .	traces.	traces.	
Sulfate de soude	0.195	0.185	0.225
Phosphate de soude.	0.008	0.018	
Chlorure de sodium.	1.714	1.728	1.742
Iodure et brômure de sodium.	indices.	indices.	
Chlorure de lithium.	**0.035**		
Silice	0.132	0.156	0.086
Arsenic.	traces.	traces.	
Matière organique	indices.	indices.	traces.
Poids des combinaisons anhydres, les carbonates étant à l'état de carbonates neutres.	4gr155	4gr152	

L'acide carbonique total, c'est-à-dire celui qui est combiné aux bases pour former les bicarbonates et celui qui reste libre, mais dissous, dans l'eau arrivée au griffon, a été dosé sur place au moyen du chlorure de baryum ammoniacal. C'est la méthode, reconnue excellente, qui a été employée par J. Lefort, et si nos résultats ne sont pas aussi concordants à ce point de vue que beaucoup d'autres chiffres, il faut sans doute l'attribuer à une plus ou moins grande pression atmosphérique au moment de l'analyse. L'eau de Royat dégage en arrivant à la surface du sol, par suite de la diminution de pression, une quantité considérable d'acide carbonique que nous avons évaluée approximativement, comme nous allons le dire, à 3000 litres par minute. Or lorsque la pression atmosphérique est faible, on conçoit que ce gaz se dégage en plus grande abondance et c'est ce qui arrive en effet, car nous avons vu la proportion d'acide carbonique libre s'élever de 0gr645 à 0gr661 par litre pour une diminution de pression de 2mm2. C'est, du reste, un fait bien connu qu'à l'approche des orages, alors que le baromètre baisse, la source *bouillonne* bien plus fortement en lançant l'eau par-dessus les bords de la buvette.

Cette grande quantité d'acide carbonique, qui se dégage au fur et à mesure que l'eau arrive à la surface du sol et jusque dans les baignoires et les piscines de l'établissement, alimentées à eau vive, peut être recueilli en grande partie, à un moment donné, au moyen d'un appareil ingénieux qui l'envoie dans une salle spéciale où il est employé en bains et en douches. C'est en mesurant ce gaz aux robinets qui le débitent que nous avons pu constater approximativement ce que la source en émet. Nous avons recueilli 3000 litres par minute ; mais nous pensons que nous n'avions là que les 3[4 ou les 4[5 de la quantité totale à en juger par le bouillonnement qui subsistait encore au griffon, l'appareil ne pouvant recueillir la totalité du gaz qui s'échappe.

Ce gaz a été analysé et l'expérience a montré qu'il est formé d'acide carbonique ne contenant que 4 à 5 millièmes d'azote.

Quant aux autres gaz, l'azote et l'oxygène, que l'eau retient en dissolution, le tableau précédent montre qu'ils sont fort peu abondants ; on peut même dire qu'il n'y a que des traces d'oxygène et encore ces traces pourraient bien provenir de l'air atmosphérique, malgré toutes les précautions prises en puisant l'eau. On conçoit très-bien du reste qu'une eau qui renferme par litre 42 milligrammes de bicarbornate de *protoxyde* de fer ne puisse contenir sensiblement d'oxygène. Si les gaz recueillis en 1857 par M. J. Lefort, à la source même contiennent par litre d'eau 2^{cc} d'azote et 1^{cc} d'oxygène de plus que les quantités que nous avons obtenues nous-mêmes, nous pensons que cet excès provient de l'air atmosphérique qui avait accès dans la source alors que le captage n'avait pas encore été modifié comme il l'est depuis deux ans. Ces proportions, 2^{cc} d'azote pour 1^{cc} d'oxygène, sont d'ailleurs exactement celles que l'on trouve en analysant l'air normalement dissous dans l'eau.

Nous avons constaté dans l'eau de la Grande-Source

de Royat la présence de l'iode, signalée par M. Gonod et confirmée par M. J. Lefort, ainsi que celle du brôme indiquée par ce dernier. Mais les proportions ne nous ont pas paru suffisantes pour justifier des recherches en vue d'un dosage.

Quant à l'arsenic découvert dans l'eau de Royat par Chevalier, il a été dosé par Thénard qui a trouvé 35 centièmes de milligrammes par litre d'eau. Nous nous sommes bornés encore à en constater la présence et à l'indiquer à l'état de traces sensibles.

Quelques chimistes ont pensé que lorsqu'une eau minérale ferrugineuse et arsénicale forme un dépôt ocreux sur les bords de la source, ce dépôt contient le fer et l'arsenic dans les mêmes proportions que l'eau. Si on admettait ce fait, il faudrait en conclure que l'eau de Royat contient 40 centièmes de milligrammes d'arsenic par litre, car voici la composition centésimale de ce dépôt recueilli sur les parois de la buvette.

Sesqui oxyde de fer.	70,30
Arsenic	1,38
Carbonate de chaux.	5,60
Carbonate de magnésie.	6,90
Eau et matières non dosées	15,82
	100,00

Nous avons cherché à savoir si la composition de l'eau de Royat pouvait varier, avec les saisons et avec la pression atmosphérique. A cet effet, des dosages sont effectués chaque semaine, non pas, bien entendu, sur toutes les substances qui se trouvent dans l'eau, mais sur quelques-unes qui s'y rencontrent en plus grande proportion et qu'on peut déterminer avec précision et célérité par l'emploi des liqueurs titrées.

C'est ainsi que nous dosons le chlore et par suite le chlorure de sodium, la chaux, l'acide carbonique combiné ou, ce qui revient au même, le degré alcalimétrique de l'eau, ce qui donne la somme des bicarbonates évalués par exemple en bicarbonate de soude.

Ces déterminations ne sont pas encore assez nombreuses pour permettre une conclusion raisonnée ; mais les résultats obtenus depuis trois mois semblent annoncer une constance parfaite dans la composition.

II

Analyse de l'eau d'une nouvelle source à Royat.

(Source Romaine ou *du Pré St-Mart.)*

Une nouvelle source, non encore captée, et qui a reçu le nom de *source Romaine ou du pré St-Mart*, paraît devoir accroître d'une manière heureuse la gamme des eaux de Royat.

Nous en avons fait l'analyse qui nous a donné les résultats suivants rapportés à un litre.

Température	23°
Acide carbonique libre	0 gr.585
Azote.	5 cc 0
Oxygène.	0 4
Bicarbonate de soude	0 gr.380
— de potasse	0 250
— de chaux	0 604
— de magnésie	0 347
— de fer	0 020
Sulfate de soude.	0 120
Phosphate de soude	traces.
Chlorure de sodium.	0 857
Chlorure de lithium.	0 012
Arsenic	traces.
Iode, brôme	indices.
Silice.	0 125
Matières organiques.	traces.
Résidu desséché à 200°.	2 187

Cette nouvelle source, avons-nous dit, n'est pas encore captée ; mais elle le sera prochainement et une analyse définitive déterminera alors sa composition. Toutefois, les chiffres ci-dessus montrent tout le parti que l'on peut tirer d'une telle eau.

TABLE.

Riom, imp. G. Leboyer, rue Pascal, 3.

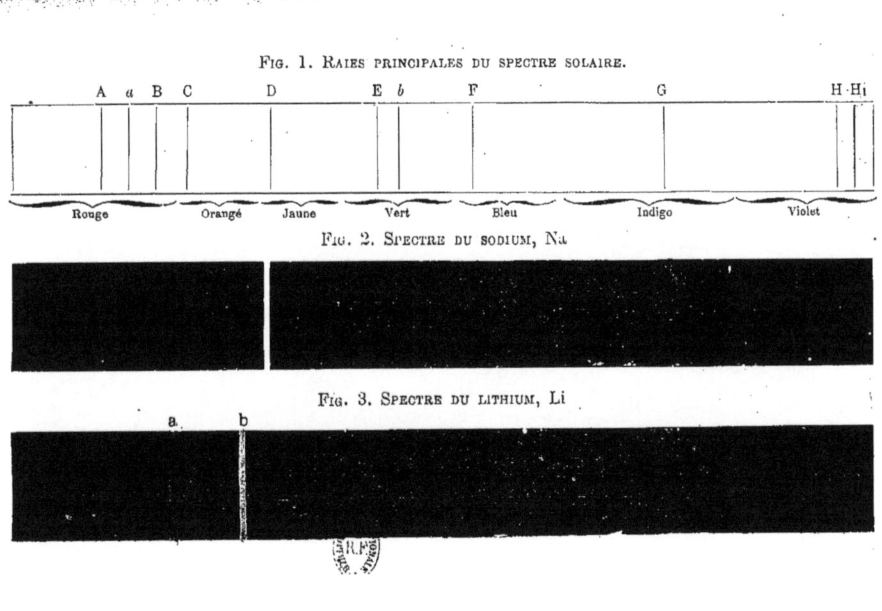

Fig. 1. Raies principales du spectre solaire.

Fig. 2. Spectre du sodium, Na

Fig. 3. Spectre du lithium, Li

www.ingramcontent.com/pod-product-compliance
Ingram Content Group UK Ltd.
Pitfield, Milton Keynes, MK11 3LW, UK
UKHW022144190726
13855UKWH00003B/1330